RELATION CVRIEVSE ET REMARQVABLE DE LA POMPE ROYALE DV IOVR DE LA SAINT LOVIS.

Ensemble des Harangues & Ceremonies faites à nostre Dame: Et de tout ce qui s'est passé depuis l'heureuse arriuée du Roy iusques à present.

A PARIS,
Chez la Veuue IEAN REMY, ruë Saint Iacques, à l'Image Saint Remy, prés le College du Plessis.

M. DC. XLIX.

[illegible]

[illegible]

[illegible]

[illegible]

[illegible]

[illegible]

[illegible]

[illegible]

RELATION CVRIEVSE DE LA POMPE Royale du iour de la Saint Louis, & des Harangues & ceremonies faites à Nostre-Dame; Et de tout ce qui s'est passé depuis l'heureuse arriuée du Roy iusques à present.

CE tres-celebre & renommé Philosophe Pullion, en son sixiesme Liures des Gestes des Romains, dit qu'vn tres-excellent Peintre presenta à l'Empereur Octauian vn Tableau, où estoient tirez en portraiture tous les Roys vertueux, à laquelle representation cét illustre Empereur tenoit le premier rang, ayant à sa gauche Glycera la Bouquetiere, luy presentant vn bouquet richement composé & embely d'vne grande varieté de fleurs, pour symboliser ses hauts faits & genereuses actions, assimilées dans la liaison de ces fleurs. Mais maintenant il faudroit vn autre Peintre plus experimenté dans l'Art, plus excellent qu'Appelles & plus sçauant que tous ceux de l'Antiquité, pour nous representer par la dexterité du peinceau, & par la delicatesse des traits & par le coloris des peintures, la parfaitte Image de nostre grand Monarque, sur le visage duquel paroissent les traits de la diuinité & l'éclat & beauté de ses yeux, ne peuuent eſtre repreſentez qu'artificiellement & non pas dans leur luſtre & excellence. A la droite de ce grand Monarque, & non à la gauche comme Glycera, l'on voit cette grande Reyne & tres-pieuſe Princeſſe auec vn panier emplit des fleurs les plus precieuſes, plus agreables à la veuë & les plus odoriferentes, leur verdeur, leur candeur, leur coloiy & agreable beauté, ſymboliſent & éleuent bien plus hautement les vertus heroïques de noſtre grand Monarque, que ne faiſoit Glycera à l'Empereur ſuſdit par vn ramas de fleurs à demy flétries.

La Rhetorique n'a aſſez de figures, ny les plus éclairez ny diſerts Orateurs aſſez d'élocutions ny déloquence pour donner de ſuffiſant éloges à la vertu, telle que poſſede ce glorieux Monarque & fameuſe Princeſſe, l'ornement de ce ſiecle, le Prototipe & exemple de la Pieté, & leurs actions paroiſſent plus Angeliques qu'humaines; car eſtant reueſtus de corps, neantmoins (par vn effet Prodigieux de la grace) ne ſe voit rien qui ne ſoit éleué, & qui ne tienne du Diuin & ſpirituel: N'eſt-ce pas vne merueille digne d'admiration de voir ce ieune Monarque dans vn aage ſi tendre & iuuenale, de faire des actions virils, appuyé d'vne prudence, qui donne autant détonnement que de honte & confuſion à ceux qui croyent eſtre recommandables, tant par la longanimité que de leurs charges & offices; Et de voir ce ieune Prince quitter ſes plus innocens & legitimes plaiſirs, pour écouter & donner audiance à ceux qui luy repreſentent la miſere de ces ſuiets, c'eſt vn parcroiſt d'admi-

ration

ration, & partant ie puis dire, qu'il commence de bonne heure à diriger ses actions à l'imitation de Saint Louis, duquel il est le surgeon (comme i'ay inceré au Triomphe Royal de son arriuée,) afin de participer vn iour dans sa felicité & beatitude consummée, mais d'autre costé i'envisage cette illustre Princesse, les aduis de laquelle ne sont pas moins salubres à ce glorieux Prince de Dieu donné, pour la gloire de Dieu, pour l'acquit de sa conscience & pour le bien public & repos de ses Estats, qu'autrefois ceux que faisoit ce saint Roy à Iacques son fils, & legitime successeur de son Royaume. Enfin, il n'y a instruction que cette aimable Princesse n'imprime dans l'esprit de ce grand Monarque pour le bien de ses suiets, ayant moins de repos que le moindre de tous, agissant incessamment pour diuertir les troubles & établir vn regne de paix.

Quels sont donc les respects & sumissions que les sujets doiuent rendre à ces Maiestez, & quelles en sont les reconnoissances? c'est ce que ie vais d'écrire briefuement reiettans toute prolixité, mesme la matiere qui iroit iusqu'à l'infiny, quoy que bornée dans sa durée.

Le Ieudy dix-neufiesme Aoust, lendemain de cette arriuée Royale, toutes les Chambres de ce grand Senat qui ne composent qu'vn corps de cette venerable compagnie, s'assemblerent & allerent auec leurs grandes robbes décarlate rendre leurs deuoirs & hommages deuës à leurs Maiestez, qui furent envisagez de bon œil, & sortirent grandement satisfaits, estans reconduits par l'ordre de le Reyne, par des plus grands Seigneurs du Royaume, qui témoignerent vne grande affection pour cette vertueuſe Compagnie, qui agit perpetuellement pour le repos public, & qui apporte tous ſes ſoins pour vne paix generale, qu'on eſpere bien toſt; puiſque cette glorieuſe Princeſſe paſſionnée pour le repos du Royaume, & pouſſée d'affection & d'vn zele charitable pour ſes ſuiets, fait tous les deuoirs d'vne bonne Reyne pour cette precieuſe pacification, & outre les Princes & Seigneurs qu'elle employe, qui s'intereſſe en cette vnion & reconciliation, elle importune encore le Ciel par ſes vœux & prieres, afin que viuants tous dans le repos & dans vne ſocieté Chreſtienne & dans vn negoce fraternel, le nom de Dieu ſoit loüé plus que iamais.

Le Vendredy ſuiuant, cette autre Auguſte maieſtueuſe & illuſtre Compagnie de Sorbonne, composée de Docteurs & Bacheliers conduits par le Recteur de cette Vniuerſité & ſacrée Faculté, allerent tous enſembles, auec leurs longues robbes & fourures au Palais Cardinal, où eſtans ils firent vne tres-docte & éloquente Harangue digne de l'attention d'vn ſi grand Roy et d'vne ſi Religieuſe Princeſſe, ces vertueux et tres-celebres hommes qui n'ont rien de commun auec les autres, pour leur ſainteté, pour leurs bons exemples, que pour la ſublimité et profondeur de la doctrine qu'ils profeſſent, eſtans des flambeaux qui éclairent toute la Chreſtienté, et diſſipent toute la caliginoſité et nuage des hereſies, ils firent à leurs Maieſtez des ſubmiſſions tres-reſpectueuſes, les coniurans par leur bonté Royale d'auoir commisera-tion de leurs suiets, de leur donner au plustost vne bonne paix & sainte reconciliation, afin que les affaires estant en bon état, les armes Françoises puissent prendre leurs visées droit au Leopard pour venger l'attentat & horrible massacre de ces execrables & perfides suiets, qui ont tyranniquement trampé leurs mains parricides dans le sang innocent de leur Roy & Seigneur, & puis apres ces glorieuses armes ayant vengé cette querelle, elles pourront prendre vn effort iusqu'aux terres du Croissant, pour exterminer cette maudite engeance, qui vomit des imprecations contre Dieu, suiuis de sacrileges, prophanations & impietez; n'y ayant guerre mieux faites, ny armes mieux employées, ny sang plus glorieusement versé, que pour la querelle de Dieu, pour laquelle, il faudroit exposer mille vies, & cinq cens mondes si on en estoit possesseur. Apres auoir receu grande attention du Roy & de la Reyne & témoignage d'affection, & que leur visite leur estoit tres agreables; ils s'en retournerent tres contant & satisfais reconduits comme dessus pareil ordre.

Le lendemain Samedy 21. Leursdites Majestez allerent à Nostre Dame, pour rendre en cét auguste & celebre lieu, leurs actions de graces, pour le bon succez des affaires de ce Royaume, & pour les bons euenemens & bonne reception & tesmoignage d'affection de leurs Sujets, & aussi pour impetrer de nouuelles graces pour l'obtention d'vne tranquillité causée par vne fauorable Paix,

& estans paruenuës en ce pieux & respectueux lieu, les Majestez susdites furent aussi doctement que disertemẽt haranguée par Monseigneur le Coadjuteur, où cét incomparable Prelat ne manqua pas de rendre vn grand tesmoignage d'affection, & n'oublia pas de representer la misere publique, & les torts qu'auoient apporté à leurs Estats les fauteurs de la guerre, & l'iniustice qu'auoit receu vn Peuple tres-innocent & zelé pour leur seruice; & apres que sa Harangue fut finie & que ce docte Prelat eut conclu toutes ses periodes, qui ne tendoient qu'au repos de la France & pour la gloire de Dieu, il se r'assit ayans ses habits Pontificaux, circonuenu de tout le Clergé & Chanoines, fut faites de grandes ceremonies, suiuies des prieres ordinaires & d'vne grande Messe en Musique, entenduë deuotement par Leurs Maiestez, à la fin de laquelle elles sortirent escortées du Regiment des Gardes, entouré d'vne grande foulle de peuple qui crioit incessamment, *Viue le Roy*, comme aussi ceux qui remplissoient les fenestres qui estoient tapissées, comme aussi les ouans, depuis le Marché-neuf iusques audit Palais Cardinal. Et la Reyne receut vne grande satisfaction du Peuple.

Le lendemain Dimanche, le Roy prit son diuertissement comme aussi tous les Princes à voir dãcer Gilles le Niais sur la corde, & à faire les sauts perilleux, à marcher auec des eschasses éleuées de six pieds de haut, se promener auec par dessus les imperialles des carosses; auec vn Ballet qui fut fait ensuitte par le mesme Gilles accompagné

pagné de Gazette; Tous les spectateurs témoignerent vne grande satisfaction à cét innocent diuertissement, puis qu'il est commun à tout le monde; Apres quoy, les Acteurs s'en retournerent faire vn autre grand Ballet qui est celuy des postures, au Theatre dressé prés la porte du Temple.

Ie n'obmettray de dire que le Lundy suiuant, les Mariniers & enfans de Neptune enuieux des honneurs publics, & y voulans participer, ils s'assemblerent & firent vn corps composé de plus de cinq cens, s'armerent de crocs & bourdons, peints de blancs & rouges, enrichis d'vne pomme à l'extremité majeure, reuestuë en or, ayans chacun vn pourpoinct de satin blãc, auec hauts de chausses de riches estoffes, ayans sur leurs chappeaux plusieurs liurées & gallands de diuerses couleurs, specialement le rouge & le bleu, l'vn qui signifie l'affection, & l'autre est celuy de la Royauté, ils marchoient en bon ordre Militaire, Enseignes de taffetas blanc déployées, Tambours battans, allerent audit Palais Cardinal rendre leurs hommages à leurs Majestez, auec prieres de leur departir vn don, pour la subrogation d'vn droict Royal imposé sur les batteaux, lesquelles prieres furent enterinées par ses bontés Royales. Ce qui donne beaucoup de rejoüyssances à ces Compagnies mercenaires, & apres cette issuë, d'autres y retournerent auec pareil ordre & équipages, pour faire les remercimens conuenables à vne telle liberalité, qui est vn preiugé, que si ce n'estoit les vrgentes affaires martiales, que ce grand Monarque & illustre Princesse ne refuseroient les mesmes liberalitez, que celles qui les mettent en estime, & rendent recommandables parmy leurs Sujets.

Mais si ie laisse sous silence ce qui se passa le iour de la saint Barthelemy (auquel iour le Roy alla disné à saint Germain en Laye auec la Reyne d'Angleterre) c'est afin de m'étendre plus au long & indiquer plus amplement ce qui se passa le iour de la saint Louys feste de nostre grand Monarque, sa pieté & sa deuotion iointe auec celle de la Reyne, estoient comme ces deux astres lumineux dont la nature en admire l'excellence, leurs Maiestez receurent le Roy des Roys, & le Souuerain des Souuerains, dans cette Metropolitaine Eglise de la Chrestienté, qui est l'Eglise de Paris appellée Nostre Dame, les Princes qui sont comme les Planettes parmy ces deux Astres, ont esté témoins oculaires des deuotions Royales, qui doiuent seruir d'exemple à ceux qui viuent dans l'infidelité, & qui ne font paroistre qu'vne tiedeur dans le Christianisme. C'est vn effet diuin quand l'on voit le Prince qui gouuerne ses Sujets leur donner de bons exemples: car ordinairement les enfans suiuent les prestiges & les bons ou mauuais exemples des Peres qui les gouuernent.

L'apres disnée duditiour sur les trois heures, leurs Majestez allerent à saint Louys de la ruë saint Anthoine, afin d'y entendre les Vespres & le Sermon, les ruës estoient tellement remplies de Peuples parmy la confusion des Carrosses qu'à grand peine on pouuoit passer, toutes les fenestres & ouans estoient tapissez comme i'ay ja dit, les voix animées d'vn nombre indicibles de poulmons iointes auec celles des fenestres, faisoient vn Echo iusqu'au milieu des nuës auec ces paroles *viue le Roy*, lequel estoit monté sur vn petit cheual blanc, ayant vne housse tissuë d'or, accompagné de plusieurs Princes & Seigneurs qui estoient aussi montez sur des cheuaux de haut prix équippez à l'auenant, & le nombre du monde qui a paru, a semblé exceder celuy de l'arriuée Royale. Sa Majesté estoit suiuie de tous les Princes & Princesses du sang, à l'amboucheure de la Cousture sainte Catherine, qui regarde l'Eglise saint Louys, & la grande place prés la Fontaine y auoit vne si grande affluence de Peuple, qu'on ne pouuoit se tourner, on y auoit dressé plusieurs theatres, pour camper les spectateurs, qui estoient tellement entassez que les échaffauts ne pouuans supporter le poid de ceux qui y estoient, tomberent à bas, les imperiales des Carrosses, les roües, le deuant & le derriere, mesme les cheuaux estoient surchargez de Peuples, les marches & montées de ladite Eglise estoient si extraordinairement remplies & couuertes de Peuples, que les vns ne pouuans supporter les autres à force de pousser, tomboient à bas, ce qui procedoit aussi de l'effort des Suisses qui gardoient la porte.

Au deuant de ladite fontaine du costé des boucheries de saint Paul, on fit iouër huict petits canonneaux auec plusieurs petites boëtes, à l'aspect du Roy, lequel estant prés d'entrer dans ladite Eglise, & entendant le bruit qui s'accordoit auec l'agreable harmonie des Trompettes, (quoy qu'auec different ton.) Sa Majesté retourna & voulu rassasier ses yeux, à la beauté qui paroissoit par les bluettes de ce feu artificiel, que par la belle économie & direction de ses Autheurs, & cette Majesté Royale prist vn singulier plaisir & agrément, à entendre les exclamations du Peuple, & à envisager à loisir vn si grand nombre de bons Sujets, qui semblent n'auoir plus grand contantement qu'en la veuë de leur Monarque, lequel salua par diuerses fois le Peuple, mettant la main au chappeau auec des remerciments de cet honneur; Monsieur de Montbazon le tenoit par la main droite; à sa gauche estoient Messieurs les Princes de Condé & de Conty; auec d'autres Princes qui furent aussi long-temps que le Roy à regarder la contenance du Peuple, Monsieur de Beaufort estoit dans l'Eglise, la Reyne arriua aussi tost, le Roy la prist par la main, & entrerent ensembles dans cette Eglise, où leurs Majestez entendirent le Sermon & les Vespres. Au partir de ce lieu le Roy s'en retourna au Palais Cardinal, on auoit tapissé la place Royalle de pareile tantures qu'au saint Sacrement, y auoit des chandeliers & plaques sur les fenestres, tous entourez de perles & diamans, qui faisoient admirer leurs richesses par leurs brillants, croyant que sa Majesté y passeroit.

Le soir duquel iour pour cloture de cette Pompe Royale on fit vn feu artificiel dans ledit Palais; l'iniure du temps n'empescha pas l'effect de cet agreable spectacle.

Hercule par ses longs trauaux & par ses peines, apres sa mort, s'est acquis l'immortalité, & Auguste apres

auoir

auoir surmonté les Espagnols, & remporté la victoire, est retourné glorieux dans la ville de Rome, Alexandre s'est vanté d'auoir possedé tout le monde : mais non pas les cœurs, comme nostre grand Louys la fleur des Roys; que Nerée vienne dans la France auec sa cheuelure dorée, pour captiuer les ames, neantmoins ne fera aucune impression sur les volontez comme cet illustre Monarque, ce redoutable Hercule que i'ay cité a bien donné de l'amour aux amateurs de sa valeur, mais il s'est rendu odieux par sa propre estime, Philippe de Macedoine a forcé beaucoup de villes, & subiugué des Roys, & corrompu la foy des Capitaines, & gagné le cœur des Pirates cruels, mais ces actions ont passé pour tyrannie, il n'y a qu'vn seul Roy au monde, duquel les Fais & Gestes passent pour Heroïques, qui n'est autre que Louys de Dieu donné, qui dechassera dans peu de temps ce triste accent de ce fatal oyseau nommé Pare, qui ne presage par son chant lugubre que de tristes aduantures, ie veux dire arrieres la crainte des troubles, puisque ce Prince pacifique expulsera la guerre, aneantira la tristesse, & substitura la Paix, & la fera voir iusque dans son Trosne, & les prodiges les plus menaçans ne la pourront ébranler. Ce grand Monarque promet dans ses ans vn regne d'Auguste, faut-il s'etonner si les Peuples s'empressent pour voir à qui mieux mieux, pour contempler la face de cet aymable Seigneur, la naissance duquel est toute miraculeuse?

Adieu les aueuglez mouuemens & boutades d'Eurus,

& des vents pestilentiels, qui ont voulu submerger le vaisseau, lorsque ces Montagnes d'eau bouffies de gloire, batoient furieusement les riues de la Seine, & lorsque les flots creuans d'orgueil, venoient rompre contre les escueils. A Dieu pour la seconde fois, puis qu'vn agreable vent Oriental a dissipé ces funestes tempestes, qui ont paru iusqu'à l'excés, maintenant ce bel Astre, sa presence plus transparante que l'Aurore dechasse tous les orages, au grand contantement de tous les Nautonniers, c'est dequoy ils se conioüissent & congratulent, & les motifs de remerciment, & actes de recognoissance enuers cet agreable Flambeau, qui est inextinguible & qui a vne beauté inestimable, est qu'en déchassant les tenebres, il apporte le iour.

Que Littagus vn des sept Sages de Grece & cet excellent Poëte Alcée chantent tant qu'ils voudront la gloire d'Ephese & de Corinthe, pour moy ie ne desisteray iamais de publier la gloire du Roy, & feray tant par mes fais, qu'vn iour à la faueur du Ciel & de quelque amy, il se souuiendra du nom de Rozard; puisque ie n'ay autre passion, que de me faire cognoistre de mon Roy & vnique Seigneur dans le temps.

Mais pendant que ie fais vn si long proiet, ie fais inspection sur Compiegne, laquelle ie vois auec autant de duëil, que Paris est comme absorbé dans la ioye, cette desolée ville se prostituë, dans les chants Lugubres, pendant que Paris se consomme dans la ioye: aussi cette petite cagote n'estoit pas digne d'enfermer dans l'enceinte de ses murailles vn si grand Roy, ie ne puis m'empescher de dire par Analogie, que c'est comme vn petit Bethleem ; qui n'eut la vision de Paix, & le Seigneur vniuersel qu'vn temps momentané. Mais Hierusalem c'est à dire Paris, possedera tousiours ce grand Monarque, Que Compiegne & les autres villes pleurent incosolablement, & qu'elles se noyent si bon leurs semble dans l'amertume de leurs larmes, neantmoins elles seront priuées de ce riche depost & de ce precieux ioyau.

L'on parlera à iamais de ce glorieux Triomphe, & des deuoirs rendus par de si bons Sujets, qui ont attiré par leurs deuoirs & submissions, l'amitié & bien-veillance de leur Roy, auquel soit honneur & gloire à iamais.

FIN.

ceinte de ses murailles vn si grand Roy, ie ne puis m'empescher de dire par Analogie, que c'est comme vn petit
Bethleem: qui n'eut la vision de Paix, & le Seigneur n'a
arresté qu'vn temps [illegible]. Mais [illegible]
à [illegible], possedant [illegible]
Que Cosmie [illegible]
blessent, & qu'il [illegible]
l'amertume de leurs [illegible]
Pleurs de [illegible]

L'ay puis [illegible]
des deuoirs rendus [illegible]
par leurs deuoirs & [illegible]
sance de [illegible]
mais.

www.ingramcontent.com/pod-product-compliance
Lightning Source LLC
Chambersburg PA
CBHW050414210326
41520CB00020B/6598
* 9 7 8 2 0 1 3 0 0 3 7 8 0 *